土屋和子の
超音波スケーリング

Introduction to Ultrasonic Scaling by Kazuko Tsuchiya

土屋和子
Kazuko Tsuchiya

生活の医療社

土屋和子の
超音波スケーリング

Introduction to Ultrasonic Scaling
by Kazuko Tsuchiya

土屋和子の超音波スケーリング

Prologue
患者さんと私 … 土屋和子さんに聞く ——————— p.7

1. なぜ、SRPをするの？ ——————————————— p.17
歯周病の病因を少しだけ振り返っておきましょう
バイオフィルムの病原性は変化する
　Q. 付着歯肉とシャーピー線維は、どこ？
SRP——からだのほころびを守る

2. 健康な歯肉辺縁のかたち ————————————— p.25
歯肉や歯の形態を意識する
　Q. 歯肉辺縁—セメントエナメル境（CEJ）—歯槽骨頂
　Q. ポケット底はどこ？

3. パワースケーリングとハンドスケーリング ——————— p.31
違いを知って、使い分ける

4. 超音波スケーラーの選び方 ———————————— p.35
目的に応じたパワーの調節ができるか？
部位、目的に応じたチップが揃っているか？

Introduction to Ultrasonic Scaling
by Kazuko Tsuchiya

5. 除去効果はあげたい、歯面は傷付けたくない ——— p.39
  チップの「断面形態」による違い
  チップの表面加工・材質による違い
  歯石に対するチップの当て方
  歯根面に対するチップの角度
  チップのストローク

6. 効果的なインスツルメンテーションのための歯の解剖学 ——— p.47
  歯根形態をイメージする
  ルートトランク
  解剖学的形態
  ——エナメルプロジェクション／口蓋裂溝／エナメルパール

7. 安全で効果的なチップの使い分け ——— p.53
  バリオス970の場合

8. 五感で覚えるトレーニング ——— p.59

あとがき

Prologue

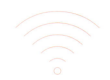

患者さんと私 … 土屋和子さんに聞く

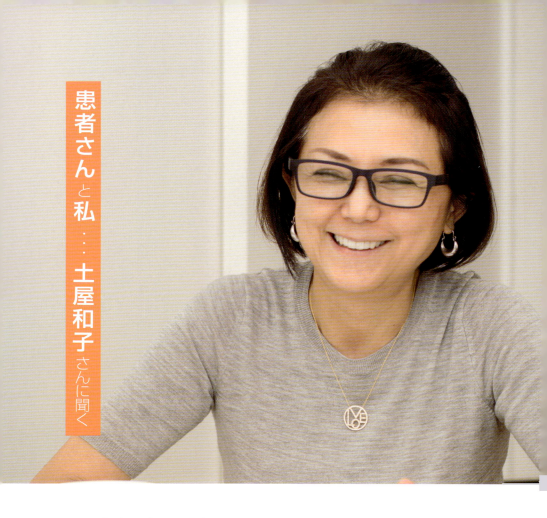

患者さんと私…土屋和子さんに聞く

■ 治療を拒んだ一人の患者さん

土屋 頑（かたく）なに治療を拒んだひとりの患者さんのことをお話したいと思います。歯周病の進行した部位があったのですが、自然脱落を希望された方です。

　初めてお会いしたのは10年以上前のことですが、30代の若い男性で、テレビ関係の仕事をされています。仕事人間で、食事を摂る間も惜（お）しんで、立ったまま丼物をかき込むような生活をされていました。ヘビースモーカーでした。臼歯部に動揺歯があっ

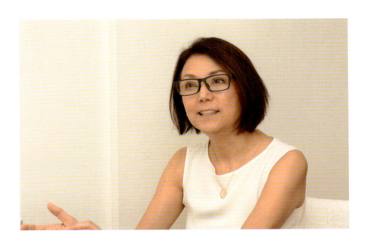

たのですが、それについても自然脱落でいいと言われます。正直、困った患者さんだなと思いました。

　歯の痛みで受診されたのですが、痛む歯の治療だけでいいということでした。何もして欲しくない。とにかく医者まかせにはしたくないという価値観の方でしたね。禁煙を奨めても、歯間ブラシを奨めても、面倒臭そうな表情をされるだけ……。

―― いくら土屋さんでも、途方に暮れたでしょうね。

土屋　そうですね。禁煙については、しつこくアプローチしましたが、本当に面倒臭そうにしているだけ。後になって聞いたのですが、その頃は「なんで、こんなに言われなきゃならないんだ」って、ムカッとされていたようです。それで、痛くなると来院するわけです。そして自然脱落でいいと言うのです。

　保存が不可能な歯は早く抜歯して何らかの補綴をするというのが、一般的なこちらの考え方ですよね。でも、こういう価値観の患者さんに、プラークコントロールだの、喫煙だの、いくら話しても響かないですよね。それで、急発で来院されると応急処置、イリゲーション、超音波スケーリングでペリオクリンの貼薬ですね。そして痛みが引けば、平気でキャンセル。無断キャンセルも

よくありました。

　そのとき、歯科衛生士になりたての頃に講演で聞いた言葉が浮かんだんです。たぶん、東京医科歯科大学の木下四郎教授の歯周病学会でのお話だったと思います。「歯周病というのは、からだがこの歯を要らないと言っている……」前後の脈絡は記憶していないのですが、その言葉だけが耳に残っていたんですね。

■受け容れる、寄り添うことから、お互いに変わった

──　すると、諦めたということですか？

土屋　いえ、諦めるのではなく受け容れるということですね。こういう考え方の方なんだなぁと、その人の価値観を優先することにしました。それまでは、言うとおりにしてくれないと嫌だったんです、ワタシ。ですから、ついつい言葉もきつくなってしまっていましたね。なんで、こんなにちゃんと言ってるのに、分かってくれないのって。「あほちゃうか！」みたいな（笑）。

　こっちの思い通りにならない患者さんって苦手ですよね。でも、それは「こっち」側を中心に考えるからですよね。患者さんを中心に考えると別の景色が見えてくるんですよ。

　積極的な治療はしたくない、歯は抜いて欲しくない。それは歯科衛生士としては受け容れ難いのですが、それを受け容れることにしたんです。「そうなんですね、絶対に抜きたくないんですね。そうしましょう」というように受け容れていくと、気持ちが楽になりました。患者さんも、同じだったようです。これが、本当に寄り添うということなんですね。

──　しかし、急発を起こして受診、応急処置を繰り返すわけですね。

土屋　そう、その急発を繰り返すうちに、気づいていかれたんで

すね。急発で来院されたときに、「昨日はどうだったですか？ 十分眠りましたか？」「いや、ほとんど徹夜」というようなやりとりの中で、彼なりに自分のからだの調子がつかめてきたんでしょうね。ちゃんと手入れしていれば、急発は起こりにくい、そういうことを体感されたんだと思います。排膿がありますから、口臭もあるわけですが、プラークコントロールでかなり改善する、そういうことも自分で経験されて気づかれたわけです。

■「この人の価値観のなかで、気づいてもらえればいい」

——　いまはプラークコントロールもよく、安定している？

土屋　そうですね。進行した歯周病でしたが、いまは安定しています。

——　それで、自然脱落後、口腔内の状態が良くなって、それから補綴されたわけですか？

土屋　いいえ、欠損部はそのままです。この患者さんは、ドクターの治療は、ほとんど受けていません。下顎の小臼歯が舌側転位していて、その抜歯だけはドクターの治療を受けましたが、欠損部は補綴していません。

——　エッ。欠損放置ですか？　歯科医師、歯科衛生士の健康観というものは、例外なくカリエスはだめ、歯周ポケットもあっちゃだめ、アーチも被蓋もきれいでなくちゃだめ。欠損放置はもってのほか、そういうふうに歯に関してだけはアリの這い出る隙間もないような健康観が当たり前のように語られますね。

土屋　かかわりの深いドクターがドクターだから、その環境から、症例といえばビフォア、アフターを比較するような（全顎補綴さ

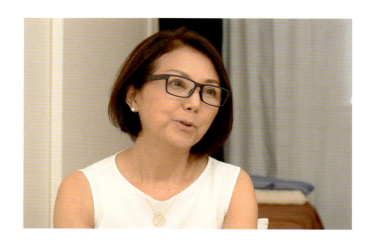

れているような）ケースばかりだと思われるようですが、私は、もちろんそうではないです。この方の場合、何を言っても暖簾に腕押しでしょ。タバコのことも、歯間ブラシも、食べ物のことも。でも、この人の価値観のなかで、気づいてもらえればいいので、こちらの価値観を押しつけたり、こちらの言うことを聞いてくれなければ診ない、そういうことはないです。

　もちろん欠損放置すれば遠心の歯は倒れ込むし、対合歯は挺出するし、そういうことをこんこんと説明しますよ。この患者さんの場合、欠損を放置していたところに智歯が萌出してきました。患者さんの価値観に寄り添うことで、面白いものを見せてもらいました。患者さんは、嬉しいわけですよ。舌で触ったら歯があるって。なくなったところに歯が出てきたわけですからね。

■5分でも全顎 ── バイオフィルムの破壊・除去のチャンスは逃さない

土屋　超音波スケーリングも最初は、嫌だったんですよ。振動が嫌だと。ですから5分間だけ使わせてください、次には10分間使わせてください、というふうに譲歩してハンドスケーリングと

いっしょに使ってきました。

――　歯科衛生士としては、超音波を使って効率よくきれいにしたいわけですね。

土屋　そうです。プラークコントロールの悪い人の場合には、とくに有効ですね。

――　しかし、5分間だけで、どう処置するんですか？

土屋　私は患者さんに必ず超音波スケーラーの説明をするんです。仕組みを簡単に説明して、「これを使うと歯石が楽に速く取れます」と。そしてこういう嫌がる患者さんでなくても、必ず「今から何分間、この器械を使いますね」と断って使います。患者さんが、心積もりできますからね。それも心理学的なことをいうと、6分とか7分とか切りの悪い数字のほうが説得力があるわけです。6分と言われれば多少不快でも我慢しようということになります。6分って言って、8分になったから患者さんが文句を言うかっていったら言いませんね。
　こちらが痛みを感じることができなければプロじゃないですから、たとえお顔にタオルを掛けていたとしても、からだのどこかに緊張が走ったり、ビクッとするような動きがあったら、痛いんだなってわかりますね。もちろん、痛いですかという言葉は、かえって暗示になりますから絶対に使いません。痛いんだなと思ったら、まったく別の場所に移ります。たとえば下顎前歯部を処置していて、ビクッとしたら、上顎の臼歯部に行くとかですね。そうやってランダムにやっていくとやがて終わるんです。
　一番最初に診せていただいたときの歯石の状態を100％として、「今日は何％取れました」と言うんですね。「今日はとても頑張っていただいたので65％くらい取れました」とかですね。患者さんは、どれくらい取れたか分からないんですが、こう言えば患者さんもイメージできますね。こういう一言が、途中で来院さ

れなくなることを防ぐわけです。

―― ハンドインスツルメントの場合は分割して処置するわけですね。

土屋 いえいえ。ハンドスケーリングでも、いつも全顎。バイオフィルムの破壊をする目的ですから、時間が短ければ短いなりに全顎です。歯石を取り切れていないとしても、そこのバイオフィルムの破壊はしておくと考えます。全部のポケットのインスツルメンテーションはするわけです。それが効果的ですね。保険請求上の制約はあるでしょうが、ワンブロック右上の4番から7番まで今日はSRPしました。SRPしたので右側には少し違和感があるので左側で噛んだ。そうしたら左側に急性の発作を起こすということがあるわけです。歯医者に通っていて悪くなったということになるので信頼関係にも影響すると思います。今、目の前に患者さんがいるということは、全顎のバイオフィルムを破壊するチャンスが今あるということだと、私は思っているのです。

■いつの間にか、信頼しあえる関係に

―― この患者さんの場合も、同じですね。

土屋 もちろん。この方なんか、無断キャンセルも多かったのですが、たとえば30分間のアポイントで、15分遅れてきて処置時間が15分しかなくなってしまったとしますね。予定した十分な処置ができないから、断ったほうがいいですか、と尋ねられることがあります。そんなことしたら、もうこの患者さんは来なくなっていたでしょうね。絶対にその15分を無駄にすべきじゃないですよね。とりあえず全顎のバイオフィルムの破壊はできます。歯石が残っていたとしても、バイオフィルムが破壊できていたら急発を起こさない。

―― そうやって寄り添いながら信頼を得ていったわけですね。

土屋 急発を繰り返すので、ちょっとは言うことを聞いてみようかという気になったと後になって言われました。でも、毎回タバコの話をされて、正直ウザかったと。

そして大腸がんが見つかったり、当時は独身でしたが、結婚のことを話されたり、そうするうちに、3本の歯が徐々に自然脱落したのですが、自然脱落してから不思議に口腔内が見違えるように良くなっていったんです。結婚されてからは、なかなか子どもができないというようなことも話されるようになって。奥様の高齢出産の心配や、それから不妊の相談ですね。そのうち子どもができて、子どもの名前をつけるときも相談されましたよ。奥様が働きながら子育てをすることも、こちらには経験がありますから。診療の合間にほんの少しずつですが、いろいろなお話をするようになりました。

今は毎月1回、定期管理を受けに受診されるのですが、今では健康であることに感謝され、子どもに寄り添うように年を重ねていくことに幸せを感じていらっしゃいます。

―― ありがとうございました。

Chapter 1

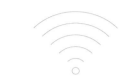

なぜ、SRP をするの？

1 なぜ、SRPをするの？

　何のために、スケーリングをするのでしょう？
　歯石が歯周病の原因だからでしょうか。古く（1930年ごろまで）は、そう考えられていました。歯石を除去すると、歯周病が治ったからです。しかし、現在、「歯石が歯周病の原因」という考え方は否定されています。
　SRP（スケーリング・ルートプレーニング）といいますが、スケーリング（scaling）はスケール（scale=鱗・うろこ）を剥がすという意味で、キュレットの刃で歯石を引っかけて剥がす処置です。歯石を除去するのは、歯石がバイオフィルム形成の温床になるからです。

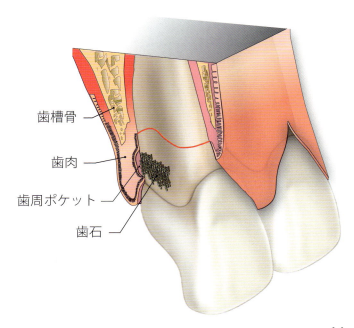

1-1

では、ルートプレーニングというのは何でしょう？

プレーニング（planing）とは、（plane=鉋・かんな）をかけること、すなわち歯根面を滑沢（スムーズ）にすることを意味します。歯石がなく根面がスムーズだと、歯肉縁下のバイオフィルムの形成に時間がかかります。

歯肉縁下にバイオフィルムが形成されにくくなると、歯周病が治るのでしょうか？

答えは、歯周病の病因を知ることによって得られます。

歯周病の病因をちょっと振り返っておきましょう

歯周病を発症・進行させる因子は、①細菌など「病原因子」、②免疫応答や炎症反応によって細菌の侵入に抵抗すると同時に組織破壊を引き起こす「宿主因子」、③細菌や宿主の条件を大きく左右する「環境因子」からなります（図1-2）。

主たる病因は、多様な細菌からなるバイオフィルムですが、バイオフィルムは環境条件によりその性質を変化させます。かつて（1960年頃まで）は細菌性プラークの蓄積すなわち量が問題

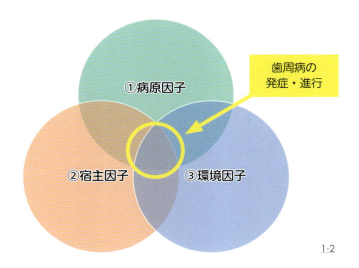

1-2

だと考えられていました。嫌気性細菌の培養技術が進歩するに従って、数種類の歯周病原性細菌が注目されるようになりました（1975年頃）。そして毒性の強い細菌に対する免疫応答が盛んに研究され、歯周組織破壊のメカニズムが次第に明らかにされました（1990年頃）。

その後、口腔内の細菌を遺伝子レベルでまるごと検査する方法が開発され、細菌を生態学的な集団として捉えることができるようになり、環境によってバイオフィルムの性質が変化することが分かってきました。

バイオフィルムの病原性は変化する

現在では、深い歯周ポケットの酸素の少ない環境や、ポケット内面の出血により、バイオフィルムの病原性が高まることなど、さまざまな要因によってバイオフィルムの性質が変化することが知られています。

バイオフィルムの中で、次の3種の細菌（レッドコンプレックスと呼ばれる）が増殖しているとき、強い病原性を発揮します。

- *Porphyromonas gingivalis*（Pg菌）
- *Tannerella forsythia*（Tf菌）
- *Treponema denticola*（Td菌）

Tf菌、Td菌は小学生の頃、Pg菌は18歳以降に感染すると考えられています。

歯周炎の発症・進行を抑制し、歯周炎を治癒に向かわせるには、バイオフィルムの性質を病原性の低いものに変える必要があります。このためにもっとも効果的なのが、歯肉の炎症を抑制し、歯肉をタイトにしてポケットを浅くすることなのです。SRPなどは、そのための処置なのです。

なぜ、SRPをするの？

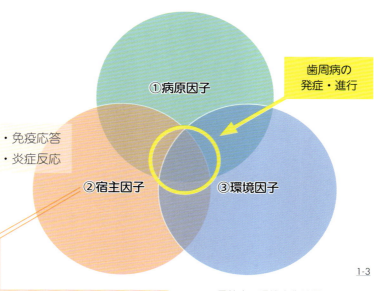

・免疫応答
・炎症反応

①病原因子

歯周病の
発症・進行

②宿主因子　③環境因子

1-3

Systemic/Genetic Factors
・人種／遺伝的素因
・年齢
・全身疾患（糖尿病など）

局所性修飾因子
1 炎症性修飾因子
（プラークリテンションファクター）
・不適合修復物
・歯列不正
・歯の形態異常
・口呼吸
・フードインパクション

2 外傷性修飾因子
・早期接触
・ブラキシズム
・クレンチング

口腔内の環境変化は服薬や食事・その他の生活習慣の変化に因るものかも…

・清掃不良
・喫煙
・栄養バランス
・薬物服用
・唾液分泌低下
・口内乾燥

抗てんかん薬
・フェニトインなど
降圧薬
・ニフェジピンなど
免疫抑制薬
・シクロスポリンなど

Q. 付着歯肉とシャーピー線維は、どこ？

4人の歯科衛生士に、付着歯肉と結合組織（シャーピー線維）の走行について描いてもらいました。正しく描けている人が一人だけいます。どの人でしょう？

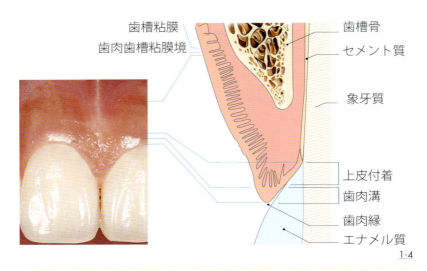

1-4

【設問1】
　骨組織やセメント質に侵入したシャーピー線維は、どのように走行しているか赤い線で描いてください。
　また、付着歯肉はどこでしょう？　図中に★印で記してください。

【回答】

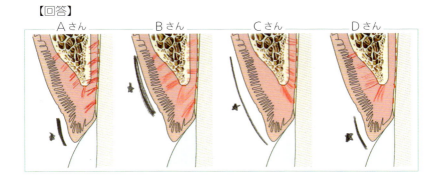

なぜ、SRPをするの？

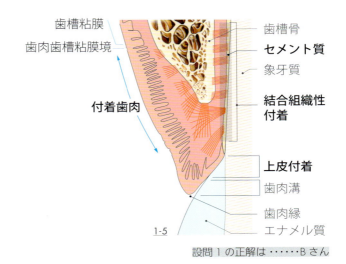

1-5

設問1の正解は……Bさん

● SRP ——からだのほころびを守る

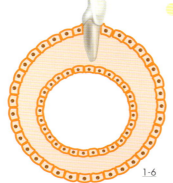

1-6

動物のからだは、口から肛門に至るいわば1本の管ですが、胃、腸管、体表のそのすべてが上皮でおおわれ、上皮組織がからだの内側と外側を隔てています。ところが、ただ1ヵ所、とてもほころびやすいところがあります。それは、歯が歯肉を貫通する部分です。その部分の付着（結合組織性付着と上皮付着）が壊れると、ほころびが開いてしまうのです。

健康な歯の周囲は付着歯肉に取り囲まれています。付着歯肉は、角化した粘膜上皮で、線維組織によって強固に歯根や歯槽骨につながっています。付着歯肉のない歯は、歯の周囲の歯肉が動きやすく、容易に上皮付着が剥がれてしまいます。

歯は、からだの中でただここだけ、上皮組織を突き抜けてからだの内側から外側に組織が貫通しています（爪や毛髪は、上皮組織が変形したもの）（図1-6）。

元来、そこには、浅い（1mm以下の）歯肉溝とそれにつづく上皮付着、そしてその下に結合組織性の付着構造を備えています。この上皮付着と結合組織性付着を合わせて、平均約2mmの厚みで、外界と隔てられています（この厚みは生物

23

学的幅径と呼ばれています)。上皮付着が失われると、そこはからだ全体の中で例外的な上皮のほころびになってしまいます。

　ヒトのからだは、体表はもちろん、胃も腸も厚い上皮でおおわれ、その表面にはびっしりと細菌叢が形成されています。上皮のほころびが拡大すると、からだの中と外の境があいまいになってしまいます。

　さらに結合組織性付着が破壊されると、セメント質が外界に露出してしまいます。歯冠側のセメント質は、厚さ 20〜50 μm（髪の毛の直径が約 50μm）、象牙質よりも軟らかい（象牙質のモース硬度 5〜6 度、セメント質 4〜5 度）組織です。SRP は、この歯根セメント質に付着した歯石を除去し、根面をスムーズにすることにより、失われた付着を回復するための処置なのです。

Chapter 2

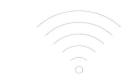

健康な歯肉辺縁のかたち

2 健康な歯肉辺縁のかたち

● 歯肉や歯の形態を意識する

SRPでは、隣接面や歯肉縁下など、直接目で見えない部位での器具操作は避けて通れません。その際に、形態を詳細かつ正確に想像できるかどうかが重要になります。付着歯肉や歯肉辺縁、歯冠の豊隆のかたちを再確認するために、問題形式のエクササイズをしてみましょう。

Q. 歯肉辺縁－セメントエナメル境（CEJ）－歯槽骨頂

4人の歯科衛生士に、健康な隣接面の歯肉の辺縁、セメントエナメル境（CEJ）、歯槽骨頂を描いてもらいました。正しく描けている人が一人だけいます。どの人でしょう？

【設問2】
健康な上顎の左側中切歯を遠心から見たものです。歯肉辺縁－CEJ－歯槽骨頂をそれぞれ、赤、黒、茶の色鉛筆でラインを入れてください。

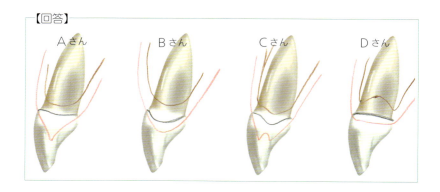

【回答】
Aさん　Bさん　Cさん　Dさん

健康な歯肉辺縁のかたち

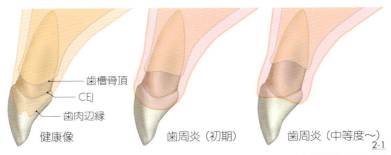

- 歯槽骨頂
- CEJ
- 歯肉辺縁

健康像　　歯周炎（初期）　　歯周炎（中等度〜）

2-1

設問 2 の正解は……C さん

　改めてラインを引くとなると、迷ってしまいますね。歯槽骨頂は、CEJ から等距離にあり、歯肉辺縁は歯槽骨頂のかたちをなぞります。ただし、隣接面（歯間部）は歯冠乳頭から想像できるように山型になり、その頂上部分は、コンタクトエリアを囲むように小さく窪んでいます（col＝コル）。フロスは、歯肉の辺縁から CEJ 近くまでを清掃します。また、頬側の歯槽骨は極めて薄く、骨の裂開や開窓状態があります。

　付着が破壊されると真性の歯周ポケットが生まれ、そのポケット底よりも歯槽骨頂は根尖側に移動します。

【設問 3】
　健康な下顎の右側第一大臼歯を遠心から見たものです。歯肉辺縁ー CEJ ー歯槽骨頂をそれぞれ、赤、黒、茶の色鉛筆でラインを入れてください。

【回答】
　　A さん　　　　B さん　　　　C さん　　　　D さん

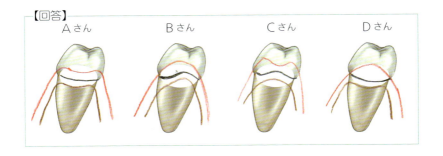

下顎の第一大臼歯（遠心）

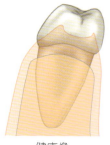
健康像

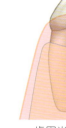
歯周炎（初期）

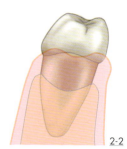
歯周炎（中等度〜）

2-2

設問3の正解は……Cさん

　隣接面のCEJは、前歯から臼歯にいくに従ってフラットになっていますが、健康な歯周組織では、それに応じて歯槽骨もフラットに、コンタクトエリアは広くなってコルは浅くなっています。

　また歯肉の炎症は歯間部に初発しやすく、両側の歯間乳頭が腫脹すると、頰側にはクレフトを生じますが、歯間部の炎症が深部に及び付着が破壊されると、次第に隣接面の骨は陥凹し、骨縁下欠損を生じます。同時に歯間部の歯肉は陥凹し、ますます清掃困難な部位が生まれます。

Q. ポケット底はどこ？

　4人の歯科衛生士に、隣接面の想定されるポケット底のラインを描いてもらいました。正しく描けている人が一人だけいます。どの人でしょう？

【設問4】
　歯石（プラーク）が、★印の位置にあるとき、ポケット底はどのあたりにあるでしょう？　赤鉛筆で歯肉溝底のラインを描いてみましょう。左図は、健康な状態を示しています。

健康な歯肉辺縁のかたち

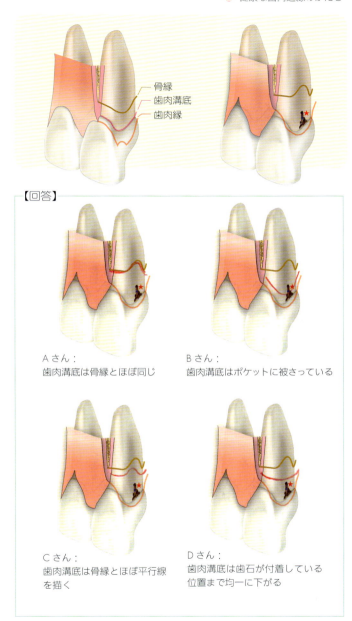

【回答】

Aさん：
歯肉溝底は骨縁とほぼ同じ

Bさん：
歯肉溝底はポケットに被さっている

Cさん：
歯肉溝底は骨縁とほぼ平行線を描く

Dさん：
歯肉溝底は歯石が付着している位置まで均一に下がる

設問4の正解は……Cさん

歯肉の変化——健康・炎症・治癒

　上皮付着が破壊され、歯周ポケットが形成されている場合には、そのポケット内でバイオフィルムが増殖し、毒性の高い性質に変化します。そこで歯肉縁下にインスツルメントを挿入し、ポケット内面に露出した根面とポケット内のバイオフィルムを破壊・除去します。歯石は、バイオフィルムの隠れ家になり、上皮付着を阻害するので除去し、上皮付着を回復するためにスムーズな根面にするのです。

健康な歯肉（31歳　男性）

侵襲性歯周病

1週間後

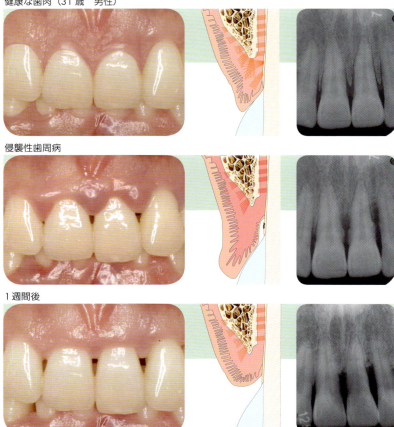

2-3

Chapter 3

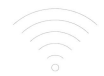

パワースケーリングと ハンドスケーリング

3 パワースケーリングとハンドスケーリング

● 違いを知って、使い分ける

　熟練した歯科衛生士のなかに、縁下のインスツルメンテーションは、キュレットで施術すべきで、超音波スケーラーなど使うべきでないと主張する人がいます。この超音波スケーラー嫌いは、ひとつには優れた超音波スケーラーを使った経験がないか、その正しい使い方を知らないことによるものかもしれません。

　とくに、超音波スケーラーのチップをキュレットと同じように操作してしまうと、根面を傷付けてしまいます。パワースケーリングとハンドスケーリングの違いを知って、上手に使い分けましょう。

　パワースケーリングでは、チップの振動による機械的破壊とともに、超音波・音波＆水流によるキャビテーション（空洞現象）がバイオフィルムの破壊に効果的に働きます（図 3-1）。

　パワースケーリングを習熟すれば、日常臨床の約 80％が、パワースケーリングになります。

　歯石の除去は、効率的に、しかもできるだけ根面や歯肉を傷付けることなく、患者の負担の少ない方法で行うことが望ましいでしょう。

　1970 年代の初期の超音波スケーラーの研究では、同じ硬さと量の歯石を除去するのに必要な時間は、超音波スケーラーはハンドスケーラーの約半分です[1]。①患者の不快感と②痛みの発生については超音波スケーラーが劣り、③歯肉痛の発生および④歯肉出血については超音波スケーラーが優れていると評価されていました。

　しかし、現在では、超音波のパワーの調整やチップの工夫、適切な施術方法によって、超音波スケーラーの欠点は大幅に改善で

1）広川満：Ultrasonic Scaler を用いた歯石除去についての検討，口腔衛生学会雑誌，2(1), 46-78, 1972.

パワースケーリングとハンドスケーリング

パワースケーリング

　パワースケーラー（power-driven scaler）を用いたパワースケーリングは、超音波振動発生装置により微細振動するチップを注水下で用います。これにより、次の効果が得られます。

①振動衝撃による歯石の粉砕
②注水下の超音波振動により発生した気泡が破裂するエネルギーによるキャビテーション（空洞現象）効果やマイクロストリーミング（泡状の定常流）によるバイオフィルムの破壊
③注水によるポケット内のイリゲーション（洗浄）このように、粉砕し、デブライドメントし、洗い流しを同時に行うものです。

ハンドスケーリング

　手用器具であるハンドスケーラー（hand scaler）を用いたハンドスケーリングでは、刃部を歯石の根尖側に当て、手指の力で側方圧をかけ、歯石を剥がし、その後、歯根面に刃を滑らせて、滑沢な状態にします。

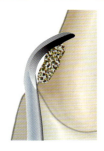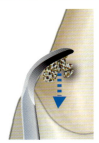

3-2

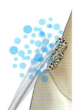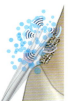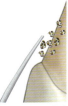

3-1

● 超音波スケーラー
（バリオス970の場合）
＊毎秒28～32千回（28～32kHz）の微振動
＊振動様式＝往復直線運動

● エアースケーラー
（Ti-Max S970の場合）
パワーの小さな超音波
＊空気圧で振動
＊毎秒5.8～6.2千回（5.8～6.2kHz）振動
＊振動様式＝だ円運動
＊ハンドピースをタービン用コネクターに装着する
＊振動によって発熱するため注水が必要
＊ブラシを装着してソニックブラシとして使用すると、広い用途に使用できます。仮着材の除去などに用いると、とても効率的です。

　パワースケーリングは、大量の歯石を効率的に、側方圧を加えることなく、ストロークが制限される部位でも施術できます。また、患者や術者の負担が少なくなります。パワースケーリングの注意点は、音と振動が患者に不快を与える場合があったり、チップの当て方によって歯質にダメージを与える危険があることでしょう。

　ただ、特定の部位に限局した施術や、プロービングによって触知した都度の施術など、歯面の接触感覚が得られるので施術結果が施術中に確認できる点も安心で、装置の準備も水の吸引も必要がない簡便さも捨てがたいので、ハンドスケーラーは、決して離せません。仮着材の除去などに用いると、とても効率的です。

きるようになりました。超音波スケーラーの場合、チップと根面の成す角度を15度以下に保ち、適切なチップとパワー設定で正しく使用すれば、歯質を傷付ける心配はほとんどありません。

　超音波スケーラーは、その機能を熟知し、正確に使用すれば、歯質を傷付けずに、効率的に歯石を除去することのできる器具です。比較的歯石の沈着が多い場合、あるいは除去が難しい部位の歯石については、主に超音波スケーラーを用いて、補助的にハンドスケーラーを用いることが推奨されます。

	ハンドスケーラー	超音波スケーラー
所要時間	1	1／2
①患者の不快感	○	△
②痛みの発生	○	△
③歯肉痛の発生	△	○
④歯肉出血	△	○
⑤歯根面の傷	×	○

3-3

　最初期（1970年代）の超音波スケーラーとハンドスケーラーとの実験的な比較[1]（図3-3）。この後、チップの改良、注水効果の向上、出力の調節機能など、機器の改良により不快感や痛みの発生は大幅に軽減されました。注目すべきは、この最初期の時点でも効率（所要時間）、歯肉や歯根面に与える傷に関しては、すでにハンドスケーラーよりも優れていると判定されていたことです。

Chapter 4

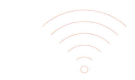

超音波スケーラーの選び方

4 超音波スケーラーの選び方

目的に応じたパワーの調節ができるか？

　超音波スケーラーは、その超音波振動の発生メカニズムによって、チップの先端が往復振動する電歪振動子式（ピエゾ式）と先端が楕円運動する磁歪振動子式（マグネット式）に大別されます。歯肉縁下の繊細な操作では、チップ先端の振動方向が重要な意味をもつので、筆者はピエゾ式を推奨します。そして、超音波スケーラーの優れた特徴を十分に活かすには、①目的に応じたパワー（出力）の調整ができること、②施術部位、目的に応じたチップが揃っていること、が大切ですが、筆者は次の理由から推奨する超音波機器を変えました。それまで自腹で購入した、あるメーカーの超音波スケーラーを使用し、インストラクターをしていましたが、さらに高性能である別のメーカーの超音波スケーラーを導入することにしました。

　その理由は、③除去効果とともに歯根面を傷付けないチップの形状です。

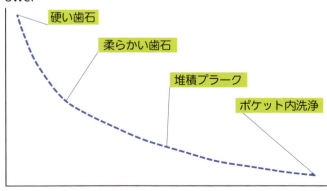

超音波＆チップ振動によって歯石が破砕され除去できる

4-1

まず、①施術目的に応じてパワーの微調節ができる超音波スケーラーは、より繊細な施術を可能にします。ユニットにビルトインされた超音波スケーラーより、テーブルタイプの方が細やかなパワー調整ができるようです。

部位、目的に応じたチップが揃っているか？

　超音波スケーラーを購入すると、基本的な数種類のチップが付属されています。その他にどのようなチップがあるか調べてみましょう。
　筆者が使用するバリオス（NSK社）はチップの種類が多く、歯周治療からメインテナンスまで32種類ものチップから適切なものを選択することができます。とはいえ、あまりに種類が多いと選択に迷います。『部位・目的』に応じたチップの選択知識をもちましょう。チップは、用途に応じて「材質」「形状」「表面加工」に様々な工夫がされています。
　「材質」では、金属製がほとんどですが"プラスチック製"の補綴修復歯のメインテナンスに適用するものがあります。
　「形状」では全体のフォームと断面形態によって除去効果や用途が異なります。「角」を歯石に当てることにより破砕効果を発揮し、「面」を当ててストロークさせることで厚みのある歯石を徐々に薄く除去することができます。「丸」は安全性が高く硬い歯石は除去できませんが、新しく柔らかい歯石やバイオフィルムの破壊・除去に効果的です。さらに、イリゲーションチップは先端が球形になっており、2方向に注水されポケット内での洗浄に効果を発揮します。また、断面が縦長の三角に近い台形（▲）のチップ（P10、P11）は、除去効果が高い反面、角によって周囲組織を傷付けやすいため注意が必要です。安全に使用するには、断面がかまぼこ型（⬬）や横長の四角（■）のチップを推奨します。
　「表面加工」では多くが鏡面加工ですが、ダイヤモンド粒子を施したものは、より除去効果が高まります。

部位や目的に応じてチップを選択できるよう、数種類のチップを揃えておくことで安全で効果的な作業ができます。デンタルショーなどで展示品を確認したり"TIP GUIDE"などを参考にしてチップへの理解を深めましょう。

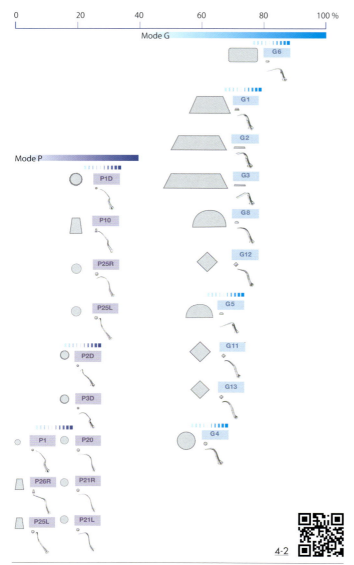

4-2

"ULTRASONIC SCALER TIPS&APPLICATIONS TIP-GUIDE" http://www.japan.nsk-dental.com/pdf/catalog/oralcare/tip_guide.pdf

Chapter 5

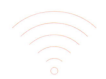

除去効果はあげたい、歯面は傷付けたくない

5 除去効果はあげたい、歯根面は傷付けたくない

　この章では、効率よく除去効果を得て、歯根面や修復物、周囲組織などを傷付けないチップの選択について解説します。どのメーカーの超音波スケーラーにも共通することですが、筆者が推奨するバリオス（NSK社）のチップについて述べましょう。

チップの「断面形態」による違い

　振動様式が往復直線運動であることをイメージしてください。断面が四角形（台形も含む）であるチップ断面の角が当たると歯石が砕かれる破砕効果を発揮して弾かれるように歯根面から剥がれます。面を当てスウィーピングストローク（車のワイパーのような動き）を繰り返すことで厚く硬い歯石は徐々に薄くなりやがてすべてが剥がれます。

　丸形は薄い柔らかい歯石除去やバイオフィルムの破壊、除去に適しており、安全性が高い反面、固い歯石除去には適しません。すでに歯石除去を終了している場合や、メインテナンス時のポケット内のバイオフィルムの破壊・除去をする場合に用いると効果的です。

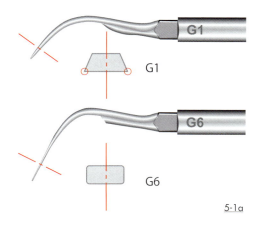

除石効果：高い
角…エッジの効果
面…効率的に除去

除石効果：高い
角…エッジの効果
面…効率的に除去

5-1a

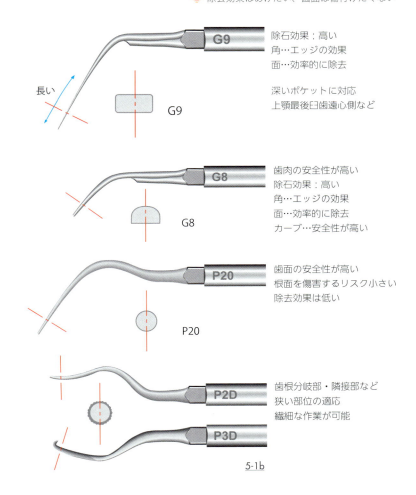

5-1b

チップの表面加工・材質による違い

超音波スケーラーによる施術は、天然歯だけでなく、メタルクラウン、レジン修復部位、セラミック修復物、そしてインプラント体周囲に及びます。このため、チップの表面性状や素材は、多様になっています。

歯根面をスムースにしたい場合には、ダイヤモンド加工を施し

たチップが有用です。インプラント体に接する場合は、プラスチック製のチップを用います（図 5-2）。

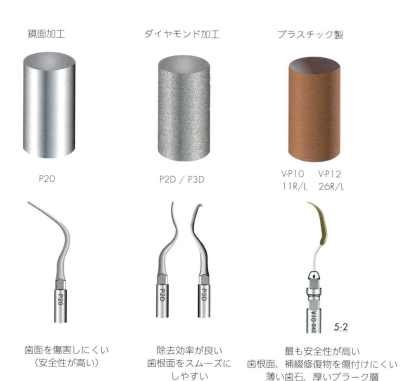

鏡面加工	ダイヤモンド加工	プラスチック製
P20	P2D / P3D	V-P10　V-P12 11R/L　26R/L
歯面を傷害しにくい （安全性が高い）	除去効率が良い 歯根面をスムーズに しやすい	最も安全性が高い 歯根面、補綴修復物を傷付けにくい 薄い歯石、厚いプラーク層 バイオフィルムの破壊に適する

5-2

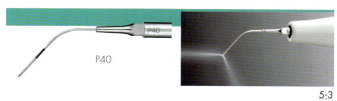

5-3

深いポケットがある場合に、イリゲーションチップ（P40）を用いてバイオフィルムを破壊することが効果的です。

除去効果はあげたい、歯面は傷付けたくない

🦷 歯石に対するチップの当て方

　電歪振動子式（ピエゾ式）の超音波スケーラーのチップは、先端が最も大きく振動します（図5-4, 5-5）。硬く大きな塊となっている歯石は、この先端部で軽くタッピングして、歯根面から剥がし除去します（図5-6）。大きな歯石の塊が除去でき水流で浮き上がってきたときは嬉しいものですが、それでも除去できない場合が多く、また、板状に均一の厚みで広がる歯石の場合はチップ先端の側面を沿わせるように当て、スウィーピングストロークを行います。

　超音波スケーラーは常に歯根面に対して軽いタッチ（フェザータッチ）で行います。ハンドスケーラーのように側方圧をかけることは禁忌です。

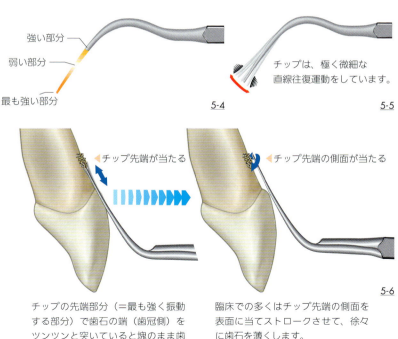

5-4　強い部分／弱い部分／最も強い部分

5-5　チップは、極く微細な直線往復運動をしています。

5-6　◀チップ先端が当たる　◀チップ先端の側面が当たる

チップの先端部分（＝最も強く振動する部分）で歯石の端（歯冠側）をツンツンと突いていると塊のまま歯石が剥がれることがあります。

臨床での多くはチップ先端の側面を表面に当てストロークさせて、徐々に歯石を薄くします。

● 歯根面に対するチップの角度

歯根面へのチップの当て方として重要なことは「歯面とチップの角度を 15 度以下に保つ」ことです（図 5-7）。角度が大きくなる程、歯面に傷をつけやすくなります。隣接面への移行時は特に角度を保つことを意識しましょう。

● チップのストローク

超音波スケーラーのチップは、**歯根面に押しつけたり、こすったりしてはいけません。**必ず、**軽いタッチで当て、軽いタッチのまま歯根面上を動かします。**歯種や歯列、部位により器具操作の制約がありますので、小さなストロークを繰り返して適切な角度でチップが歯根面に接するようにします。

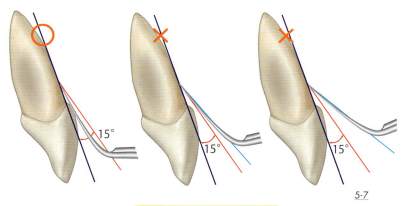

5-7

安全角度＝ 15 度以下

● 除去効果はあげたい、歯面は傷付けたくない

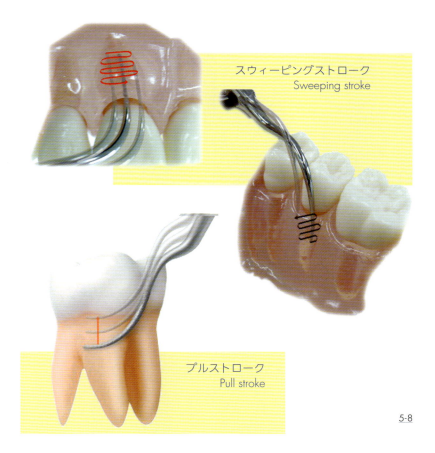

スウィーピングストローク
Sweeping stroke

プルストローク
Pull stroke

5-8

Chapter 6

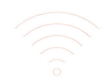

効果的なインスツルメンテーションのための歯の解剖学

6 効果的なインスツルメンテーションのための歯の解剖学

歯根形態をイメージする

　歯冠形態から、歯頸部さらに歯根の形態を頭に浮かべてみましょう。歯冠形態が与える印象とは違って、隣接面の面積が大きいことに注意しましょう。歯種によっては隣接面が陥凹し、根の分岐に向かって深くくびれています（図6-1）。

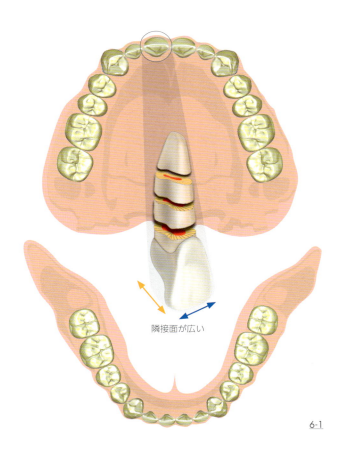

隣接面が広い

6-1

歯冠部を素通しにして根尖側1/2あたりの歯根断面を描きました。歯肉縁下の歯根面は、これに至る形状をしています。たとえば、根尖側1/2あたりで頬舌2根に分かれる第一小臼歯は、歯頸部から根尖側に向かって深く陥凹しています（図6-2）。

縁下のインスツルメンテーションでは、このように歯根の形状を思い浮かべて処置をする必要がありますが、超音波スケーラーでは、チップの先端を歯根面にやさしく添わせる（歯根面に対して15度以下の角度で）必要がありますから、とくに歯根の形態をイメージできることが重要です。

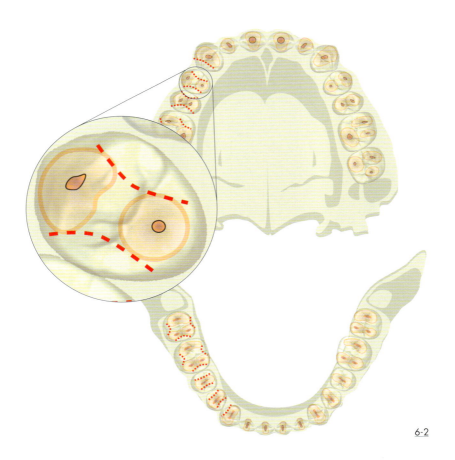

6-2

ルートトランク

　セメントエナメル境から根分岐部までをルートトランクと呼びます。根と樹冠の間の幹（trunk）（図6-3）、人の脚でいえば股上の部位ですね。人によって、股上の長さが、長い人と短い人がいますが、歯周炎の進行リスクを評価するとき、この差は重要な意味をもちます。ルートトランクの短い歯は、わずかのポケットでも分岐部がポケット内に露出し、根分岐部病変になってしまいます。ルートトランクの長い歯は、少々ポケットが深くても根分岐部病変にはならないので治療が容易です。単純に歯周ポケットの測定値だけでは、歯周病の進行を評価し、治癒を予測できないことが理解できますね。

　当然のことですが、縁下のインスツルメンテーションでは、縁下の歯根形態、とくに根分岐部の位置を理解して処置することが重要ですのでデンタルエックス線やCTを参考にしましょう。

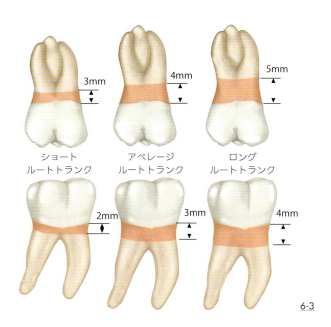

ショート　　　　アベレージ　　　　ロング
ルートトランク　ルートトランク　　ルートトランク

6-3

解剖学的形態

エナメルプロジェクション

近遠心のエックス線の高さに比較して、分岐部に限局した透過像がある場合には、エナメルプロジェクション（エナメル突起）が疑われます（図6-4）。分岐部にエナメル質が伸びているもので、この部分には結合組織性の付着はないので、歯周ポケットが生じやすいのです。下顎第一大臼歯の頬側面の出現率が高く、研究によっては分岐部まで突起が伸びるものが20％を超えるという報告もあり[2]、決して珍しいものではありません。また、左右同部位に出現することから注意が必要です。

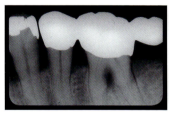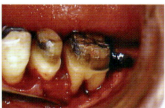

6-4

口蓋裂溝

炎症がないにもかかわらず、口蓋中央にプローブが深く入っていく場合に、口蓋裂溝が疑われます（図6-5）。裂溝表面がエナメル質のため、結合組織性の付着がありません。

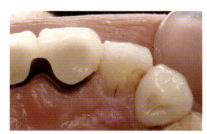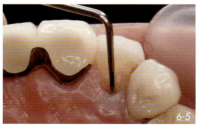

6-5

2）川崎孝一　根分岐部にみられるエナメル突起：発生頻度，位置，広がり，根分岐部病変との関係について．日歯保存誌 19, 139-148, 1976

エナメルパール

　エナメルプロジェクションのように頻度は高くないが、稀に単根歯でも歯根部にエナメル質の塊ができ、結合組織性の付着が阻害されていることがあります。プローブが1ヵ所だけ深く入る場合には、疑うべきです。写真（図6-6）は、西川義昌先生のご厚意による。

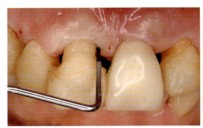 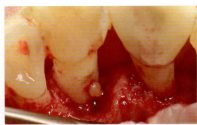

6-6

Chapter 7

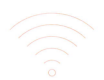

安全で効果的なチップの使い分け

7 安全で効果的なチップの使い分け

● バリオス970の場合

　歯周治療だけではなく、メインテナンス時にもその時々の状況に応じたチップを選択します。直接目で見えない歯根面に歯石が残っていることが確認できた場合、G6を用いて歯石除去を行います。また、根分岐部に付着する歯石の除去はハンドスケーリングでは不可能な場合が多くなります。P2D・P3Dはカーブが対の形になっており、とても細く表面にダイヤモンド加工が施されていることから狭い根分岐部に適用します。歯列不正など歯間部が狭い場合やアクセスしにくい臼歯の隣接面にも有効です。

　歯肉縁下では残石を確認する手段としてエキスプローリングを行いますが、確実に除去できたかどうか確信がもてないこともあります。そのような場合には不安から過剰にストロークを繰り返してしまいますが、セメント質の硬さや厚みを考慮し、バイオフィルム除去を目的としたP20を用います。

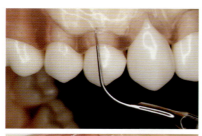

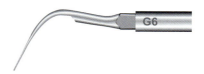

▶縁上・縁下の歯石

縁上および縁下の歯石を除去するとき。

7-1

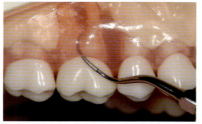

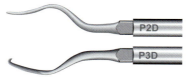

▶分岐部に歯石が確認できる場合

左の写真はP3D。

7-2

安全で効果的なチップの使い分け

▶歯石の付着がはっきりわからない場合

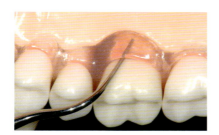

メインテナンス時に、歯周ポケットがあり、歯石の付着がはっきりわからないとき、バイオフィルムの破壊を意図して、根面に沿わせ使用します。
7-3

▶縁上の大量の歯石

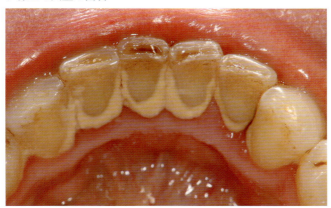
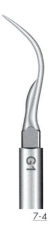

縁上の歯石を効率的に除去したいときには G1 を使用します。
7-4

▶縁上・縁下の歯石

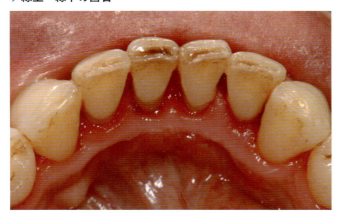
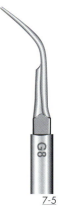

縁上および浅い縁下の歯石には、G8 を用いて除去します。
7-5

▶歯周治療として

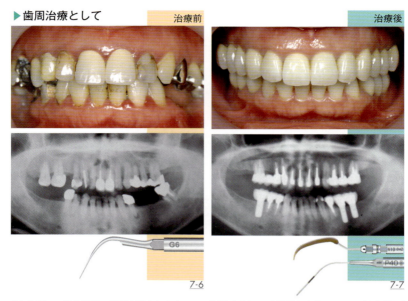

G6を用いて歯肉縁下の歯石を除去します。

P40を用いて補綴治療後のSPTでは歯周ポケット内のイリゲーションを行います。

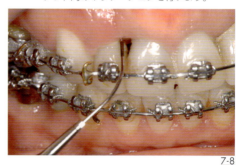

P40を用いた歯周ポケット内のイリゲーションは矯正治療中のメインテナンスにも有効です。

▶**補綴修復歯およびインプラント周囲**

　インプラント補綴物は、上部構造が大きなオーバーハングになっているため、メインテンスにおいて必ず縁下のプラークをチェックし、デブライドメントを行います。この場合には、インプラント専用のプラスチック製チップを用います。

安全で効果的なチップの使い分け

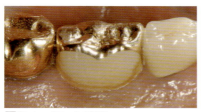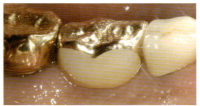

6部インプラント補綴物
補綴修復物を傷付けないよう、最も安全性の高いプラスチック製のチップ（V-P12等）を使用する。

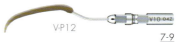
7-9

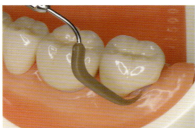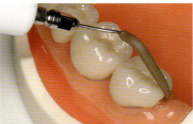

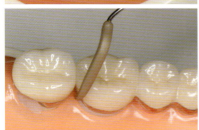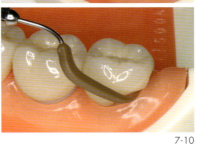

7-10

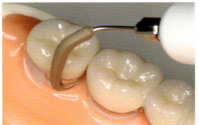

インプラント・補綴物用のチップ（Vチップ）には、V-P10、V-P11L/R、V-P12、V-P26L/Rがあります。使い分けの詳細は"TIP GUIDE"をご参照下さい。

http://www.japan.nsk-dental.com/pdf/catalog/oralcare/tip_guide.pdf

57

Chapter 8

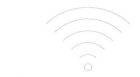

五感で覚えるトレーニング

8 五感で覚えるトレーニング

　本書では、部位や歯面に合わせたチップの使い分けやその理由、また適切なチップの当て方やストロークなどを解説してきました。ただ理解するだけではなく、実際に臨床で実践できるようにトレーニング法を紹介しましょう。

　ハンドスケーリングも同様ですが、視覚・聴覚・体感覚（この場合は触覚）の五感で捉えることが大切です。超音波スケーリングでは術野を視覚で確認しながら、指先の触覚で歯根面の性状を感じ取り、チップと歯根面の接触や振動を確認しながら聴覚でも捉えていきます。

空き缶で……

　空き缶に油性マジックを塗り、缶や塗装を傷付けずにマジック層だけを除去するようにチップの角度や当て方、接触のさせ方を工夫しましょう（図8-1）。

うずらの卵で……

　うずら卵の殻は、厚みと硬さがセメント質と類似しています。うずら卵の着色部分を傷付けないように除去するトレーニングでは根面を扱う感覚がつかめるでしょう。

　五感を研ぎ澄ますトレーニングによって、歯肉縁下や死角になる部位での施術もできるようになります。

五感で覚えるトレーニング

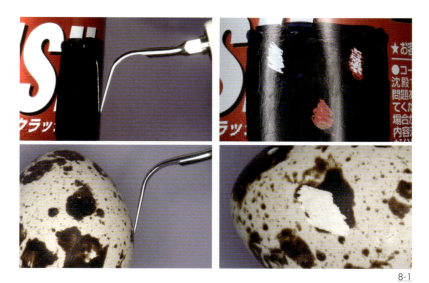

8-1

あとがき

　過去には、歯肉縁上に超音波スケーラーを用い、歯肉縁下にはハンドスケーラーを用いて時間を掛けてスケーリングを行うのが正しいといわれたこともありました。しかし、性能の良い機器と様々なシーンに対応するチップが開発されたことにより、歯肉縁下にも安全に使用することができるようになりました。また、現在の時間感覚は昔と比較すると格段に短くなっており、ゆっくりと時間をかけた施術を何度も繰り返すことが、治療に対するモチベーション低下の原因にもなってしまいます。筆者はほとんどの歯周初期治療は30分のチェアータイム、2回の来院で終えられるように工夫しています。少しでも早い歯周組織の回復は、その後の修復治療を行ううえでもマージン設定や印象採得の精度を高めることができます。

　超音波スケーラーは、就職した歯科医院にたまたま設置されていたから使用しているという歯科衛生士が多いのが現状ですが、自分の手指のように使いこなすことがよりよい結果に繋がるため、ぜひとも機器の性能やチップの選択に興味をもち、デンタルショーなどでデモンストレーションを体験し理解してほしいと思います。

　私たち施術側が楽に機器を使用できると、患者さんの緊張や苦痛も減少させることができます。患者さんのなかには、過去に受けた超音波スケーリングのトラウマから、強い振動やチップの金属が歯面に当たることに不快感をもつ人もいます。そのようなことが生じないよう、正しい知識をもって練習を重ね、まずはスタッフなどに協力を得て実習を行ったうえで患者さんに使用してください。

　ますます進化する、私たち歯科衛生士に欠かせない超音波スケーラーです。これからの開発にも興味が湧きますね。